# NOUVELLE MÉTHODE

## SURE, COURTE ET FACILE,

### POUR

# LE TRAITEMENT

## DES PERSONNES ATTAQUÉES

# DE LA RAGE.

*Par le Frere* CLAUDE *DU* CHOISEL,
*de la Compagnie de Jesus, Apothicaire
de la Mission de Pondichery.*

## NOUVELLE ÉDITION.

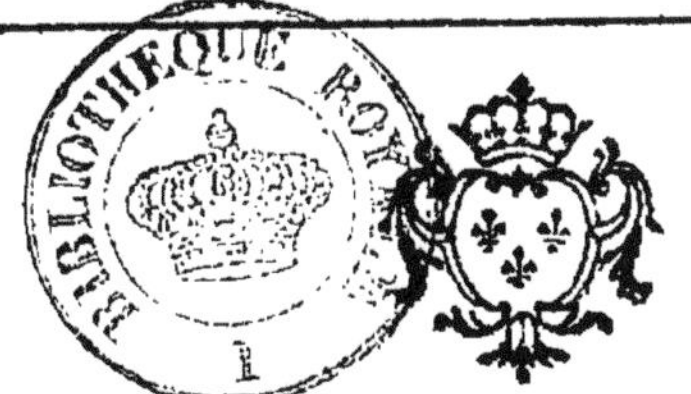

# A PONDICHERY,

*& se trouve*

# A PARIS,

Chez B. MORIN, Imprimeur-Libraire,
rue S. Jacques, à la Vérité.

# M. DCC. LXXXI.

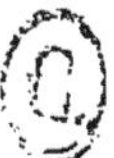

# AVERTISSEMENT.

LE Recueil des Lettres édifiantes & curieuses, publié par les RR. PP. Jésuites, nous a convaincu depuis long-temps que les Missionnaires de leur Compagnie, principalement occupés à prêcher la Religion chrétienne, ne négligent cependant aucunes des découvertes qui peuvent devenir utiles à la France. C'est dans cet esprit que le Frere Claude du Choisel, Apothicaire de la Mission de Pondichery, a recueilli diverses observations sur le traitement de la Rage, qui m'ont été envoyées.

Ce Mémoire auroit dû naturellement faire partie du Receuil des Lettres édifiantes & curieuses ; mais ces Lettres n'ont pas ce dégré de publicité qui puisse faire passer jusques aux Habitans des campagnes les heureux effets d'un Remede. Celui dont il est question, les intéresse principalement, puisqu'ils font beaucoup plus exposés que les Habitans des villes, à la morsure des animaux enragés. Il faut donc les instruire : rien n'y est aussi propre qu'une brochure qui peut parvenir rapidement entre les mains des

Curés, des Chirurgiens & du Peuple de la campagne. Cette vue du bien public m'a déterminé à faire imprimer les Obſervations du Frere du Choiſel, & je connois trop les RR. PP. Jéſuites, pour douter un inſtant que ce motif ne m'excuſe auprès d'eux, de l'eſpece de vol que je fais à leur Recueil.

Le Frere du Choiſel s'eſt ſervi des frictions mercurielles avec un ſuccès conſtant. Il déclare qu'il n'a employé ce remede que d'après les expériences & la Diſſertation de feu M. Default aggrégé au College des Médecins de la ville de Bordeaux. Cet habile Médecin, perſuadé par l'ouverture de quelques cadavres d'animaux morts de la Rage, & ſur l'autorité de quelques anciens Auteurs, que cette maladie n'étoit cauſée que par des vers ; voyant d'ailleurs que la fameuſe Poudre de Palmarius n'étoit compoſée que de vermifuges, ſe détermina à faire paſſer du mercure dans le ſang ; remede le plus capable de détruire les vers, qu'il ſuppoſoit répandus dans toutes les liqueurs. Ce ſyſtême, quel qu'il puiſſe être, conduiſit M. Default à un remede efficace ; & l'on peut voir dans ſa Diſſertation ſur la Rage, les heureux effets de fa découverte.

Il déclare qu'aucun Auteur ne lui a fervi de guide : il eſt donc probable qu'il n'avoit point lu l'Obſervation de M. Tauvry, rapportée dans l'Hiſtoire de l'Académie Royale des Sciences, année 1699, & dont je vais tranſcrire ici le texte.

» M. Tauvry ayant vu pendant quel-
» ques jours ; un jeune homme qui avoit
» été mordu, & dont il avoit prédit la
» mort infaillible, l'ouvrit, quoiqu'à la
» hâte : le dedans de l'œſophage étoit en-
» flammé ; la trachée - artere l'étoit un
» peu ; il y avoit au fond de l'eſtomach
» environ trois cuillerées de glaires d'un
» brun aſſez foncé, ſemblable à ce que
» le malade vómiſſoit ſouvent. La vé-
» ſicule du fiel étoit très - pleine d'une
» bile preſque noire ; le péricarde avoit
» très-peu d'eau ; *les arteres étoient fort*
» *remplies d'un ſang très-liquides, & les vei-*
» *nes en avoient très-peu.* Il ne ſe trouva
» de ſang caillé en aucun endroit. Le
» ſang, après la mort, ne ſe coaguloit
» point à l'air froid, au lieu que celui de
» la ſaignée qu'on avoit faite au malade
» quelques jours auparavant, s'étoit faci-
» lement coagulé. Le cerveau, & preſque
» toutes ſes parties étoient beaucoup plus

A iij

» feches qu'à l'ordinaire, auffi-bien que
» le commencement de la moëlle de
» l'épine & tous les mufcles du corps.

» Il eft fort vraifemblable, dit M.
» Tauvry, que la nature du venin eft
» de diffoudre la partie balfamique &
» nourriciere du fang, après quoi le corps
» ne fe nourrit plus, *& les veines deffé-*
» *chées, faute de nourriture, fe refferrent &*
» *ne donnent pas un paffage aifé au fang*
» *qu'elles devroient recevoirs des arteres.* Ce
» fang retenu dans les arteres, y eft
» fans ceffe battu, comprimé & encore
» plus diffous qu'il ne l'étoit par la feule
» diffolution de la partie balfamique ».

M. Tauvry, guidé par ce fyftême,
cherche, imagine des remedes; il en re-
» jette plufieurs, & il ajoute: Apparem-
» ment que les émétiques faciliteroient
» la guérifon fi on pouvoit les faire ref-
» ter quelque temps dans l'eftomach ;
» *peut-être le Mercure en grande quantité,*
» *forceroit-il les obftacles que le refferrement*
» *des veines apporte à la circulation.*

Cette obfervation de M. Tauvry a été
connue du Docteur Méad, & de l'illuftre
Boerhaave qui la cite. L'un & l'autre ont
fait mention de l'état où fe trouvent les
arteres & les veines dans les cadavres

des perfonnes mortes de la Rage ; mais
aucun d'eux n'a même fait mention du
mercure propofé par M. Tauvry pour
forcer l'obftacle. Ces favants Médecins
nous rappellent les différents remedes
mis en ufage contre la Rage , & ils
avouent en même temps , qu'on ne peut
compter fur l'efficacité de ces mêmes remedes , tous font infideles ; ils n'approu-
vent que l'ufage des bains , & ils s'au-
torifent en particulier fur une autre Obfervation qui fe trouve dans la même
Hiftoire de l'Académie Royale des Sciences , par M. Morin , à la fuite de celle
de M. Tauvry : la voici.

   » Une jeune fille de vingt ans avoit
» été mordue à la main par un petit gar-
» çon enragé. Elle eut tous les accidents
» de la Rage , & enfin , feize jours après
» la morfure , on s'avifa de la baigner
» dans un grand bain d'eau de riviere ,
» plus froide que chaude , où l'on avoit
» fait diffoudre un boiffeau de fel. On l'y
» plongeoit toute nue , & on l'en reti-
» roit à diverfes reprifes ; & après qu'on
» l'eût extrêmement tourmentée de cette
» façon , on la laiffa affife dans le bain
» & toute étourdie. Quand elle vint à
» regarder l'eau où elle étoit , elle fut

» toute étonnée qu'elle la voyoit fans
» émotion. Après cela, la maladie ne fut
» plus qu'une maladie ordinaire : il lui
» vint de la fievre, on la traita felon la
» méthode commune ». On donna des
émétiques ; on continua les bains ; la
malade guérit.

Ce cas eſt digne, fans doute, d'attention ; mais combien de fois les bains
ont-ils été inutiles ? Le Docteur Méad,
en expliquant l'action du bain froid qu'il
confeilloit, parle de ces refferrements
convulfifs que le bain caufe dans toute
la furface du corps. Cette action com-
muniquée à tout le genre nerveux, aug-
mente fon effort fur les liquides, & doit
les aider à vaincre les obftacles légers
qui fe rencontrent à l'extrêmité des arteres, & s'oppofent à la circulation. Dès
que les bains ne produifent cet effet que
très-rarement, comme tous les Auteurs,
& le Docteur Méad lui-même, & Boerhaave en conviennent, il étoit fimple
d'avoir recours au mercure propofé par
M. Tauvry, prefqu'à la même page où
l'on trouve l'Obfervation de M. Morin,
à laquelle ces deux grands Médecins fe
font attachés. C'eſt ainfi que le fpécifique
de cette cruelle maladie feroit demeuré

dans les ténebres, ſi M. Deſault n'y fût parvenu par une autre route.

Nous n'entrerons point dans un plus long examen des divers remedes employés contre la Rage; ceux qui voudront lire les ouvrages de Méad & de Boerhaave, y en trouveront un détail, & la déciſion que ces grands Hommes en ont porté. Qu'il me ſoit permis d'ajouter ſeulement, que dans tous les cas où des Hydrophobes ont été guéris, ç'a été par les remedes qui ont porté un relâchement dans les fibres nerveuſes : tel a été l'effet des grandes ſaignées juſqu'à défaillance.

C'eſt ce même relâchement que le Docteur Nogent, Médecin à Bath, ſe propoſa dans la cure de l'Hydrophobe dont il a donné le détail au public. Il fit ſaigner diverſes fois la malade ; il lui fit prendre fréquemment & à grandes doſes de l'opium & du nitre, du camphre, ſi propre, ſelon Hofman & Tralles, à vaincre les obſtacles qui, dans l'extrêmité des vaiſſeaux, s'oppoſent à la circulation ; il lui donnoit du cinnabre & du muſc, remedes fameux apportés des Indes. Les lavements furent fréquemment mis en uſage ; & par une ſuite méthodique,

mais très-longue de ces divers remedes, il parvint à guérir la malade.

Cet heureux succès, quoiqu'unique,
a fait la base d'une Dissertation donnée
par M. Nogent : nous ne le suivrons pas
dans cet ouvrage. Une seule expérience
ne peut servir de regle. Le Docteur Méad
nous instruit d'ailleurs du peu d'efficace
de l'opium & du remede Indien. Tous
ces remedes, tout le traitement méthodique publié par le Docteur Nugent, ten-
dent à relâcher les nerfs & l'extrêmité
des arteres. Le remede qui opere cet effet, a été trouvé : la réussite est consta-
tée par des expériences multipliées en
différents temps & en différents lieux.
L'application de ce remede est simple,
facile & à la portée des Chirurgiens de
nos villages. C'est donc celui auquel il
convient d'avoir recours. Marchons sur
les traces de M. Default ; mais profitons
en même temps de l'expérience de ceux
qui après lui, ont employé les frictions
mercurielles pour la guérison de la Rage.

Le Frere du Choisel n'a pas cru devoir suivre servilement la méthode de
M. Default. Plein d'une attention chari-
table que la Religion inspire, il a exa-
miné scrupuleusement tous les faits, &

s'eft redreffé par fa propre expérience.

Cette même expérience l'a fait auffi penfer différemment de M. Default, fur le prétendu danger que l'on couroit, en touchant la falive rendue par des malades enragés. Le Médecin de Bordeaux étoit dans l'opinion que, fans aucune ouverture à la peau, & par le feul contact, cette falive pouvoit communiquer la Rage; mais, malgré l'autorité de Galien, & celle de Cœlius Aurelianus cités par M. Default, le Frere du Choifel a vu tant des perfonnes marcher nuds pieds fur la falive des malades qui étoient alors dans le dernier excès de la Rage, fans qu'elles en ayent fouffert la moindre atteinte, qu'il s'eft cru fondé à rejetter cette efpece de communication, & à la placer au rang des préjugés. Nous en faifons mention comme d'un fait qui devant raffurer ceux qui s'expofent, doit en même temps procurer plus de fecous aux malades.

On doit cependant fe précautionner contre les morfures des malades. M. Default n'avoit vu aucun malade enragé *faire même femblant de vouloir mordre.* M. Tauvry rapporte le contraire. Le Frere du Choifel l'a vu auffi, & l'on trou-

vera le fait qu'il cite, revêtu de circonftances fi exactes & fi terribles, qu'il y auroit une efpece de démence à ne pas fe ga-
rantir du danger. Le plus sûr eft de n'ap-
procher des malades, & de ne les fer-
vir qu'en fe couvrant les mains d'un gant
épais, ou de quelqu'étoffe.

Ajoutons une autre différence qui fe
trouve entre le fentiment de M. Default
& celui du Frere du Choifel. Le premier croit qu'on ne peut guérir les malades qui ont déjà l'horreur de l'eau. Le
Frere du Choifel a heureufement éprou-
vé le contraire, & fon expérience doit
engager les Médecins & les Chirurgiens
à n'abandonner aucun de ces malades
pour raifon de ce fymptome.

Nous avons dit que le Frere du Choifel
n'avoit pas fuivi la méthode de M. Default d'une maniere fervile. Celui-ci crut
devoir joindre à l'ufage du Mercure,
celui de la poudre Palmarius. Le Frere
du Choifel a abandonné cette poudre,
& il a préféré l'ufage des pillules mercurielles. Il differe encore fur le temps
& le nombre des frictions, & fur les dofes
d'onguent mercuriel; & l'on ne fauroit
difconvenir que le Frere du Choifel n'in-
troduife dans le fang des malades beau-

coup plus de mercure, & avec moins de danger que M. Default. Je ne crois pas qu'on exige de moi que je rapporte & les exemples & les preuves de ce fait que je pourrois tirer du traitement d'une autre maladie où le mercure est employé.

Mais quelque préférence que puisse acquérir la méthode du Frere du Choifel fur celle de M. Default, celui-ci a tracé la route; & s'il n'y a pas marché d'un pas auffi ferme, s'il a voulu s'étayer, qu'on fe repréfente la grandeur du mal, la force du préjugé, la nouveauté du remede, &c. il fera bien difficile de rabattre quelque chofe fur les louanges dues à l'Inventeur.

Les obfervations communiquées par le Frere du Choifel, ne font pas les feules qui prouvent l'efficacité du remede employé par M. Default. M. Darlue, Médecin à Caillan en Provence, a traité en 1747 & 1748 plufieurs perfonnes attaquées de la Rage. On a publié fes obfervations dans le Recueil périodique des obfervations de Médecine, Chirurgie & Pharmacie du mois de Septembre 1755. On y verra des faits bien capables de diffiper les doutes de quelques perfonnes fur l'exiftence de la Rage, &

une suite de traitements uniformes qui, joints à ceux dirigés par M. Default & le Frere du Choifel, doivent acquérir aux frictions mercurielles, le titre de fpécifique pour la Rage. J'ajoute que M. Darlue s'eft guéri lui-même par les remedes qu'il prefcrivoit aux autres.

Le Frere du Choifel purge avec les pilules mercurielles; M. Darlue fait vomir avec le Turbith minéral donné à petites dofes. L'impreffion que le levain de la Rage fait dans l'œfophage & dans l'eftomach, & le foulagement momentané que les malades éprouvent du vomiffement, a fans doute déterminé M. Darlue à donner cet émétique violent capable de caufer l'expreffion de toutes les glandes, & de les débarraffer d'une lymphe viciée. Quelques autres pourroient craindre, du moins en certains cas, la trop grande tenfion des fibres, & une difpofition inflammatoire, & préférer l'ufage du purgatif à celui de l'émétique. Nous laiffons cette queftion à la décifion de ceux qui auront à traiter des malades de cette efpece : ici l'expérience doit guider le raifonnement, & l'on ne manquera pas, fans doute, de combiner la différence des climats,

la maniere de vivre, l'âge & le tempé-
rament des perfonnes attaquées. A Pondichery, le peuple eft miférable & fobre
par néceffité.

Il nous refte à parler des bains de
mer. Nos trois Auteurs en démontrent
l'inefficacité; & s'ils ont permis à leurs
malades d'en faire ufage, ce n'a été que
pour ne pas les priver d'une reffource
qui, toute vaine qu'elle eft, fervoit à
calmer leur imagination. On peut, dans
cette vue, permettre ces bains à ceux
qui vivent dans le voifinage de la mer;
mais il ne convient pas que les perfonnes qui en font éloignées perdent, à
courir vers un remede inutile, un temps
qu'ils peuvent employer efficacement
dans l'ufage d'un fpécifique auffi affuré.

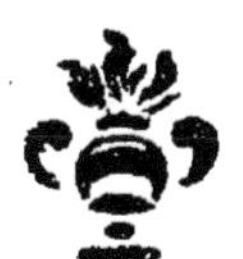

## *APPROBATION.*

J'ai lu par l'ordre de Monseigneur le Chancelier un Manuscrit intitulé : *Nouvelle Méthode sûre, courte & facile, pour le Traitement des personnes attaquées de la Rage.* Pourroit-on trop multiplier un Ouvrage qui promet une cure parfaite d'une maladie aussi cruelle & aussi funeste que la Rage; aussi rien ne doit en empêcher l'impression. A Paris ce 15 Mai 1756.

*Signé*, G U E T T A R D.

J'ai lu par l'ordre de Monseigneur le Garde des Sceaux, un Ouvrage intitulé : *Nouvelle Méthode sûre, courte & facile, pour le Traitement des personnes attaquées de la Rage.* Je n'y ai rien trouvé qui en puisse défendre l'impression. A Paris ce 12 Août 1781.

*Signé*, M I S S A.

NOUVELLE

# NOUVELLE MÉTHODE

SURE, COURTE ET FACILE,

POUR LE TRAITEMENT

DES PERSONNES ATTAQUÉES

## DE LA RAGE.

Quoiqu'il n'y ait qu'environ quatorze ans que je fois dans l'Inde, je ne crois pas que ceux qui exercent en Europe la Médecine depuis le plus grand nombre d'années, aient eu, auſſi fréquemment que moi, l'occaſion de traiter des gens mordus par des animaux enragés, comme chiens, chats, renards, ou mordus par d'autres perſonnes enragées : ici, bien plus qu'en France, les animaux, ſur-tout les chiens, font ſujets à devenir enragés. Les chaleurs exceſſives du climat peuvent en être une cauſe particuliere ; & leur

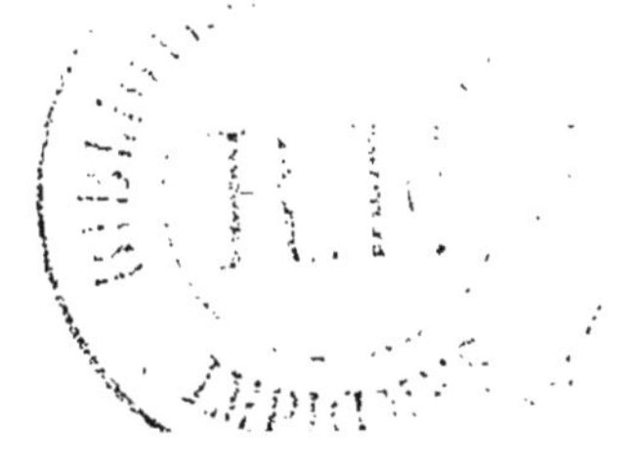

nourriture doit y concourir. Ils trouvent peu à manger dans les maisons de leurs maîtres, communément fort pauvres, & ne vivent pour l'ordinaire que de charognes : cette viande pourrie met sans doute dans leur sang une disposition prochaine à la Rage. Ces animaux ne meurent cependant point de cette maladie; mais ils communiquent par leurs morsures une Rage mortelle à ceux qu'ils attaquent pendant l'accès de leur Rage : je le dis fondé sur l'événement qui suit.

Un petit chien mordit au bras le fils de son maître, & lui emporta la piece ; ce jeune homme vint pendant quelques jours chercher des emplâtres pour guerir sa plaie, & il alla se baigner à la mer pendant 9 ou 10 jours. Je lui fis prendre pendant ce temps une dose de thériaque tous les matins; je m'informai si ce petit chien avoit mordu quelque autre personne, s'il paroissoit malade, s'il mangeoit & buvoit bien, &c. Sur ce qu'on me dit, je présumai qu'il n'y avoit aucun risque pour le jeune homme. Cependant un mois environ après cette morsure, il tomba malade, & mourut trois jours après. Personne n'imputa cette mort à la morfure faite par ce petit chien domeftique, qui fe portoit fort bien, qui n'avoit mordu aucune autre perfonne, & qui d'ailleurs n'avoit donné aucune marque de maladie; cependant, ce jeune homme qui pouvoit être âgé de quinze ans, avoit eu l'Hydrophobie pendant les trois jours qui avoient précédé fa mort.

Mon deffein n'eft point de difcourir fur la nature de la Rage; cette difcuffion eft hors de ma portée : je me bornerai au détail de quelques faits, tels qu'ils fe font paffés fous mes yeux, laiffant aux perfonnes plus éclairées le foin d'en tirer les conféquences convenables.

Dans l'emploi de charité que j'exerce en donnant des remedes aux malades, j'ai eu le chagrin d'en voir mourir plufieurs enragés, après les avoir traités, pour prévenir ce malheur, le mieux que je pouvois felon les regles communes de la Médecine : d'où je compris que ceux qui ont écrit fur la Rage, n'en avoient pas trouvé le remede fpécifique. Palmarius, qui eft entré dans un détail particulier des fymptomes & des circonftances de ce mal,

me paroît avoir avancé avec affez peu
de fondement que les morfures faites à
la face, font plus dangereufes que celles
faites en tout autre endroit du corps;
ce qui peut l'avoir trompé, c'eft que la
face n'étant pas couverte comme les
autres parties du corps, la bave de l'a-
nimal enragé s'introduit plus facilement
dans les plaies, au lieu que les habits
qui recouvrent les autres parties; effuient
les dents de l'animal enragé, & re-
tiennent la bave. En ce climat-ci, où
les habitants vont prefque nuds, les morfures font toutes également dangereufes,
foit à la face, foit au pied, quoique le
pied foit plus éloigné du cerveau. Entre
les perfonnes que j'ai vû mourir de ce
mal, l'une avoit été mordue à la main
gauche, l'autre au bras, une troifieme
à la jambe, & une quatrieme à la face;
de-là il eft naturel de conclure qu'il
fuffit que la bave de l'animal s'infinue
dans le fang, n'importe par quelle partie du corps, pour avoir tout fujet de
craindre les mêmes fuites fâcheufes

Les Auteurs qui ont écrit fur la Rage, du moins ceux que j'ai pû con-
fulter, en ont tous parlé d'une maniere
vague & obfcure. Je ne connois que la

Diſſertation qu'a donné Monſieur Default , qui caractériſe cette maladie ,
conformément à ce que j'en ai obſervé.
Ce n'eſt point préciſement la nouveauté
du remede qu'il propoſe dans ſon Ouvrage , qui m'a engagé à m'en ſervir.
Je ne ſuis pas non plus de ceux qui
s'attachent ſi opiniâtrement aux idées
des Anciens , que rien ne ſoit capable
de les diſſuader , lors même que la
raiſon & l'expérience concourent à dé-
montrer la fauſſeté des opinions ſur leſ-
quelles ils s'appuient. Ce remede contre
la Rage , dont le Public doit la découverte à Monſieur Default , c'eſt le Mercure.
Avant que j'en fiſſe uſage , j'avois épui-
ſé inutilement les cordiaux , les amers ,
les abſorbants , les bains de la mer , &
tout ce que la Médecine preſcrit pour
la guériſon des perſonnes mordues par
des animaux enragés ; au bout d'un
mois , ces perſonnes mouroient avec les
ſymptomes les plus caractériſés de la Rage , ſçavoir un regard affreux & même
convulſif , une parole tremblante , pouſ-
ſant des ſoupirs , ne pouvant expliquer
eux-mêmes le mal qu'ils ſentoient ,
fuyant la lumiere , ayant horreur de
l'eau , & tombant en convulſion , lorſ-

qu'on leur en préfentoit à boire.

Plufieurs de ceux que j'avois traités, fe font flatés d'avoir évité les accidents de la Rage, & même la mort, par l'ufage des remedes communs & ordinaires que je leur faifois prendre dans les premiers temps que je traitai cette maladie; mais je fuis perfuadé que les animaux qui les avoient mordus, n'étoient point enragés. Les marques affignées par les Auteurs, pour connoître les chiens enragés, font quelquefois très-équivoques : on ne peut pas toujours juger à la vue, fi un chien eft enragé, ou non; dans cette incertitude, j'ai pris le parti le plus fûr & le plus raifonnable, qui eft de fuppofer que ceux qui fe difent mordus par quelque bête enragée, l'ont été effectivement; d'autant plus que fi l'animal n'étoit pas enragé, ma maniere de les traiter ne pourroit aucunement leur nuire. Voici ma méthode, différente en quelque chofe de celle de Monfieur Default, & j'ofe dire, préférable à la fienne.

Je commence par faire une friction avec une drachme d'onguent mercuriel fur la partie mordue, en tenant ouverte, autant qu'il eft poffible, la plaie faite

par les dents de l'animal, afin que l'onguent puiſſe y pénétrer. Le lendemain
je réitere la friction ſur tout le mem-
bre mordu, & je purge mon Malade
avec un gros de pilules mercurielles.
Le troiſieme jour, après une friction
ſur la partie mordue ſeulement, je lui
fais prendre une pilule mercurielle, ou
la quatrieme partie de la doſe ci-deſſus.
Je continue ainſi pendant dix jours à
lui donner tous les matins une friction
d'un gros d'onguent, & le petit bol fondant, qui communément procure deux
ou trois ſelles au Malade, & empêche
que le Mercure ne ſe porte aux parties
ſupérieures. Les dix jours étant accom-
plis, je le purge de nouveau avec les
mêmes pilules, & je le congédie.

## PILULES MERCURIELLES.

*Trois gros de Mercure crud éteint dans
un gros de Térébenthine.*
*Rhubarbe choiſie.*
*Coloquinte en poudre.*
*Gomme-Gutte.*

De chacun deux drachmes.

J'incorpore le tout avec ſuffiſante
quantité de miel écumé : la doſe eſt d'un
gros.

## ONGUENT MERCURIEL.

*Une once de Mercure crud éteint dans
deux gros de Térébenthine.
Suif de mouton, trois onces.*

Du tout soit fait onguent : la dose
est d'un gros pour chaque friction dans
la maladie dont il est ici question.

J'employe ici la graisse de mouton,
parce que la chaleur du pays empêche
la graisse de cochon d'avoir assez de
consistance pour pouvoir en faire un
onguent.

La méthode que je viens de marquer,
& le temps que j'ai spécifié, n'ont lieu
que pour ceux qui se font traiter aussi-
tôt après avoir été mordus ; car lorsqu'il
s'est écoulé deux ou trois semaines depuis
la morsure, il est évident qu'il faut aug-
menter la dose des remedes, & les continuer plus long-temps , parce que le
mal a pris des racines plus profondes.
Il est inutile d'avertir qu'on diminue la
dose des remedes pour les enfants à pro-
portion de leur âge. Je fais faire de petites
frictions aux enfants tous les jours , pendant quinze jours, & je les purge tous
les trois jours avec le sirop de Rhubarbe.

J'ai

J'ai remarqué que les enfants & les jeunes gens sont généralement plus susceptibles du venin de la Rage, que les personnes avancées en âge.

Quant au régime, je défends aux Malades les choses aigres ou acides, & tous mets indigestes, ou difficiles à digérer : à cela près, je leur accorde toute liberté de manger ce qu'ils souhaitent.

L'on a regardé jusqu'ici le bain pris dans la mer comme un préservatif infaillible de la Rage : l'expérience que j'ai de tous les Malades que je n'avois pas traités selon ma nouvelle Méthode, m'a désabusé de cette croyance. Ils ont eu beau se baigner journellement à la mer, aucun d'eux n'a vécu au-de là de trente ou trente-trois jours. Je ne désapprouve cependant pas ces bains, mais uniquement parce qu'ils calment l'imagination des Malades. Les Indiens sont d'ailleurs accoutumés à se baigner tous les jours ; nous sommes situés ici sur le bord de la mer ; il est indifférent que quelques lames d'eau de la mer leur passent sur le corps, ou qu'ils se lavent dans un étang. Ce pays étant fort chaud, on n'y a point à craindre un défaut de transpiration, ni les pleuresies. Si j'é-

tois éloigné des Côtes maritimes, &
dans un pays froid, je ne me prêterois
point à cette efpece de remede, que
je crois tout-à-fait inutile à la guérifon
de la maladie.

En apprenant par la favante Differ-
tation de Monfieur Default à mettre le
Mercure en ufage pour prévenir la Rage, je ne me fuis pas arrêté fcrupuleu-
fement à fa méthode, je la trouve trop
longue; car pourquoi employer trente
ou quarante jours pour guérir cette
maladie pendant que douze ou quinze
fuffifent? Cet Auteur n'emploie les
frictions que de trois en trois jours,
il fe contente de donner à fon Malade
la poudre amere de Palmarius pendant
les trente ou quarante jours du traitement; mais j'ai plus de foi dans le Mercure contre le venin de la Rage, que
dans la poudre de Palmarius. Le Mercure donné, quoiqu'en petite dofe, intérieurement & extérieurement, m'a
paru bien plus capable de diffiper ce
venin, que tout autre remede. C'eft
par cette raifon que j'ai hafardé de faire
prendre tous les jours pendant le temps
du traitement un bol fondant; & je n'ai
pas lieu de me répentir de cette pratique.

Quoiqu'il foit rare que la méthode que je mets en ufage occafionne la falivation au Malade, cela arrive cependant quelquefois : je ne m'en inquiete point, je fuis toujours ma méthode : j'aime mieux voir un Malade faliver quelques jours, que de le voir enragé ; mais le Mercure opere plus communément par les felles, fans aucune fatigue. La plupart de ceux à qui j'ai adminiftré ce remede, ont vaqué à leurs emplois pendant le temps du traitement comme s'ils ne prenoient aucun remede : article important dans ce pays-ci où les gens font fi pauvres, que s'ils ceffent de travailler deux ou trois jours de fuite, ils manquent abfolument du néceffaire. Je ne fai fi la Rage avoit anciennement des fymptomes différents de ceux d'aujourd'hui ; mais je n'ai jamais vû d'enragé contrefaire, comme on l'a cru, la bête qui l'avoit mordu. Je n'ai pas remarqué non plus que les enragés aient une fureur qui fe manifefte par des tranfports en des tems intercalaires. Lorfque la Rage fe déclare dans un homme, il meurt le troifieme jour, rarement va-t-il jufqu'au quatrieme, puifque toujours le premier accès l'emporte.

B 2

C'eſt une erreur de croire que la ſalive baveuſe d'une perſonne enragée
communique la Rage à ceux qui la tou-
chent ; car en ma préſence pluſieurs
perſonnes ont marché, pieds nuds , ſur
la ſalive d'un enfant enragé , qui mourut le même jour. Or , aucun de ceux
qui avoient touché cette ſalive , ou marché deſſus , n'en a reſſenti la moindre
incommodité. Cette ſalive ou bave ne
ſauroit nuire qu'en pénétrant dans les
chairs , & paſſant dans le ſang.

Quant à cette fureur des Malades de
mordre ceux qui les approchent , je
n'ai vu qu'un jeune homme qui mordit deux femmes de ſes parentes. Je
vais rapporter au long ce qui regarde
ce fait : l'efficacité de ma méthode
contre la Rage ſera miſe en entiere évi-
dence par ces exemples.

Le 25 Mars 1753 on m'amena un
jeune Indien converti , âgé de 13 à
14 ans , & on me dit qu'il avoit la
fievre avec friſſon : je demandai depuis
quand ; on me fit réponſe que ç'étoit
dès la nuit même : je lui touchai les
mains , il les avoit aſſez fraîches , & je
ne lui trouvai pas de fievre : je lui fis
prendre quelques pilules fébrifuges que

je compofai avec de l'abfynthe, la ra-
cine de *Colomba*★ & le bézoar de bœuf ;
je lui fis donner à boire d'une ptifanne
de cryftal minéral avec la régliffe. Le
lendemain 26e, on le ramena à peu
près dans le même état ; je continuai
le même remede. Le 27e, on me le
remena encore, fans que j'apperçuffe
dans ce garçon d'autre différence que
quelques mouvements convulfifs dans
la face , & principalement dans les
yeux & dans les paupieres. J'attribuai
ces accidents aux vers ; je purgeai ce
Malade avec une dofe de pilules fon-
dantes qui le firent aller quatre ou cinq
fois, & le firent vomir trois fois : je lui
envoyai une petite dofe de diafcordium
pour prendre le foir en fe couchant ; il
paffa la nuit fans dormir & avec beaucoup d'inquiétude. Le 28 au matin, le Malade qu'on me ramena, me parut plus mal
qu'auparavant : il avoit les mains un peu
froides, le pouls petit, & précipité, un regard déconcerté ; fon vifage, fes yeux, fes
paupieres & fes lévres étoient agitées de
convulfions ; il ne parloit qu'avec peine,
& d'une voix entrecoupée de foûpirs.

---

★ On ne connoit que le *Calombé.* Voyez *Lemery*,
Hift. des Drogues.

Je soupçonnai quelque poison ou venin :
je m'informai des parents si leur enfant
n'avoit pas mangé quelque chose qui
eût donné occasion à sa maladie, ou si
quelque animal ne l'avoit pas piqué
ou mordu ; on me dit que non. Je demandai au Malade s'ils ne se ressouvenoit
point que quelque chien l'eût mordu.
Il me répondit qu'il l'avoit été, & me
montra le dessus de sa main droite, où
étoient cinq ou six vestiges des dents du
chien, qui étoient demeurés plus élevés
que le reste de la peau ; d'abord après cette
morsure on avoit tué le chien ; il y avoit
déjà trente jours révolus. Je ne doutai
point que ce jeune homme ne fût atta-
qué de la Rage ; & pour m'en con-
vaincre sûrement, je fis apporter une
tasse d'eau bien claire que je voulus lui
faire boire comme un remede : à la vue
de cette eau il s'échappa brusquement
d'entre les bras de ses parenrs, protes-
tant d'un air plein de frayeur qu'ab-
solument il n'en boiroit pas : ses pa-
roles furent accompagnées de divers
& violents mouvements convulsifs, qui
me furent des témoignages certains de
sa Rage & du peu de temps qu'il avoit
à vivre. Je le fis conduire promptement

à l'Eglife pour recevoir les derniers
Sacrements, de crainte que la fureur,
qui furvient toûjours plus ou moins
grande aux approches de la mort, ne
permît point de les lui adminiftrer : on
le tranfporta enfuite chez lui. Sur les
trois heures après midi devenu furieux,
il mordit aux bras les deux femmes fes
parentes dont j'ai ci - devant parlé , &
qui le gardoient. L'une d'elles étoit âgée
d'environ foixante ans , & l'autre de
trente. Dès que je fus averti de cet accident , je me rendis chez le Malade que
j'eus foin de faire lier pour éviter de
nouveaux malheurs : il mourut vers les
huit heures du foir. Si j'avois plutôt
connu fon mal , je l'aurois vraifembla-
blement guéri. Pour remédier à l'accident furvenu à ces deux femmes , je fis
faire à chacune fur le bras mordu , une
friction d'onguent mercuriel que j'avois
apporté avec moi. La plus âgée des
deux, & qui ayant été mordue la pre-
miere, couroit le plus de rifque, fut
fort attentive à venir tous les jours
chercher mes remedes après s'être lavée
à la mer ; je la traitai de la façon que
j'ai marquée ci - deffus : elle fut purgée
le premier & le douzieme jour avec un

gros de pilules mercurielles ; dans l'intervalle elle prenoit chaque jour un bol fondant , & chaque jour aussi on lui faisoit une friction sur le bras mordu, où on employoit à chaque friction une drachme d'onguent mercuriel. Cette femme faisoit trois ou quatre selles par jour. Pendant tout le temps du traitement je n'apperçus point d'autre effet sensible du remede. Elle eut bon appetit , elle vaqua à ses affaires domestiques à l'ordinaire ; elle n'eut pas les moindres indices de salivation , & elle s'est toujours bien portée depuis deux ans & demi que cet accident lui est arrivé.

Il n'en fut pas de même de la seconde femme mordue. Elle vint les deux premiers jours se faire traiter ; ensuite elle fut trois ou quatre jours sans revenir : je l'envoyai chercher. Je lui fis d'abord quelques reproches , en lui exposant le danger qui la menaçoit , si elle discontinuoit l'usage des remedes. Elle se soumit à une troisieme friction ; mais elle ne revint plus me voir, se contentant d'aller pendant quinze ou vingt jours se laver assidument à la mer , même deux fois par jour. Elle crut en être quitte pour ces lotions, parce qu'elle se porta assez

bien jufqu'au feptieme Mai au foir, qui
étoit le trente-neuvieme depuis la morfure : mais ce jour-là elle commença à
fentir une douleur fourde dans la tête,
ainfi qu'elle me le fit favoir : je lui envoyai demi-gros d'onguent pour faire
une légere friction fur le bras qui avoit
été mordu, en lui faifant dire de venir
me trouver le lendemain matin : elle
n'y manqua pas, après qu'elle eut fait
fon bain dans la mer. En m'abordant
elle m'avoua qu'elle craignoit fort d'être
atteinte de la même maladie que le jeune
homme qui l'avoit mordue : je tâchai
de lui infpirer de la confiance ; cependant je regardai fa douleur de tête comme un fymptôme d'une Rage naiffante.
Il eft vrai que trente jours font le temps
ordinaire après lequel la Rage a coutu-
me de fe déclarer ; mais le retardement
de neuf jours pouvoit être l'effet des
trois frictions dont elle avoit fait ufage
au commencement. Quoi qu'il en foit,
je lui fis prendre un gros de pilules mercurielles, elle vomit deux fois, & fut
purgée neuf à dix fois. Le jour d'après
s'étant bien lavée à la mer, ( car elle
avoit du goût pour ce bain que je lui
laiffois faire tant qu'elle vouloit, ) elle

vint me dire que nonobftant qu'elle eût
été bien purgée, elle n'étoit point foulagée de fa douleur & pefanteur de
tête; que fa tête étoit devenue infen-
fible, & femblable à une piece de bois :
( ce font les propres termes dont fe fer-
vit la Malade. ) Elle ajouta qu'elle fen-
toit des douleurs au col, dans la poï-
trine, dans le ventre, & particuliére-
ment dans tout le dos. Je lui donnai
une pilule fondante, & j'ordonnai une
friction avec trois gros d'onguent fur le
dos & fur le bras mordu. Le lendemain
dixieme Mai, je réitérai l'un & l'autre;
un gobelet d'eau que je lui fis offrir,
lui fouleva l'eftomac, la fit reculer;
cependant à ma follicitation elle vain-
quit fa répugnance, elle en but quelques gouttes qu'elle rejetta par le vomiffement. L'Hydrophobie caractérifoit
trop manifeftement fa maladie pour pouvoir douter que ce ne fût une Rage
complette. Il eft ordinaire que les Malades qui ont ce dernier fymptôme,
meurent le même jour ou le jour fuivant : plufieurs expériences me l'ont
appris. Le plus preffé donc fut de procurer à cette femme chrétienne la ré-
ception des Sacrements ; après quoi,

fans défefpérer abfolument de fa guérifon, je lui fis faire le foir une friction par tout le corps avec trois gros
d'onguent. Le lendemain matin, même
friction : la Malade fe tenoit retirée
dans un coin de fa chambre, ne vou-
lant ni boire ni manger. Dans ces circonftances, la falivation commença à
paroître, ce qui me fut d'un bon au-
gure. Je lui fis donner encore le foir
une friction avec trois gros d'onguent :
dans la nuit elle faliva beaucoup ; le
lendemain elle fe fentit confidérable-
ment foulagée de la tête : deux légeres
frictions qu'on lui fit encore avec deux
gros d'onguent à chaque fois, entre-
tinrent une falivation abondante pendant toute la journée : le jour fuivant
qui étoit un Dimanche, 13e Mai, elle
fe fentit en fi bon état, qu'elle alla fe
laver à la mer, vint entendre la Meffe,
& me demander des remedes. Sa pré-
fence & le changement de fon état me
furprirent agréablement. J'eus la curio-
fité d'effayer fi l'Hydrophobie étoit
paffée ; elle but, à la vérité avec quelque peine, la moitié d'un gobelet d'eau :
je fis continuer les frictions, mais plus
légéres, le matin & le foir encore deux

jours : la nuit du fecond il lui furvint un cours de ventre dyffentérique ; je ne m'en allarmai point, je fortifiai intérieurement la Malade avec un peu de confection d'hyacinthe : la falivation, le cours de ventre & la dyffenterie perfévererent jufqu'au lendemain, que ne voyant plus en cette femme aucun figne de maladie, & l'Hydrophobie ayant entiérement ceffé, je lui donnai une once de catholicon double de rhubarbe, qui la purgea doucement, & arrêta la dyffenterie & le cours de ventre occafionné par le Mercure. Le foir, elle prit une dofe de diafcordium, & le jour d'après on réitéra ce même remede le matin & le foir. Enfin, par le moyen d'un gargarifme aftringent je raffermis les dents de cette Malade, qui avoient été un peu ébranlées, elle n'en perdit pas uné : la cure fut ainfi heureufement achevée. Aujourd'hui cette femme jouit d'une parfaite fanté.

Dans aucun Auteur, que je fache, il n'eft fait mention qu'une perfonne enragée, & qui a eu les fymptomes d'Hydrophobie pendant trois jours, en ait réchappé ; c'eft cependant une guérifon, dont le Seigneur a permis que je fuffe l'inftrument.

Je ne rapporterai point ici quantité d'autres exemples de l'efficacité de la Méthode que j'emploie pour préferver de la Rage ceux qui ont été mordus par des animaux enragés. Je puis affurer avoir traité avec le même fuccès hommes, femmes, enfants, Indiens, Portugais, François, Maures, Métifs, & Arméniens, plus de trois cents perfonnes, fans qu'un feul ait été affligé du plus petit fymptome de Rage, & cela depuis 1749 que j'ai commencé de mettre en ufage les frictions mercurielles. Je ne prétends pas que tous ceux que j'ai traités fuffent devenus enragés s'ils n'avoient point eu recours à mes remedes ; mais que tant de gens mordus par des animaux enragés, aient tous été garantis des fymptomes de la Rage, la chofe eft décifive, la guérifon du plus grand nombre ne pouvant être attribuée qu'à l'effet du remede que j'ai conftamment employé dans toutes ces occafions.

Je ne crois pas qu'il foit hors de propos d'ajouter qu'un Indien, homme de bon fens, & qui depuis plus de vingt-cinq ans travaille dans notre Pharmacie de Pondichery, me dit un jour, parlant des frictions mercurielles : *Depuis que nous donnons ce remede à ceux qui ont été mordus par des bêtes enragées, per-sonne n'est mort : Auparavant la théria-que, le bain de la mer, & les meilleures emplâtres fur les plaies, ne guériffoient point les gens. Il femble que vous ayez trouvé le remede fpécifique contre la Rage.*

Cette réflexion mérite d'autant plus d'attention, que cet Indien incapable d'examiner aucune forte d'analogie en-tre les remedes & la maladie, n'a jugé fimplément que par fes yeux des cures conftantes & des guérifons opérées par ma nouvelle Méthode.

Dans le temps que j'écris ceci, je traite cinq perfonnes mordues par des chiens qu'on croit enragés ; elles font toutes en grandes voies de guérifon.

*F I N.*

9 782014 075960